Dieta Ayurvédica para la Pérdida de Peso

Anand Gupta

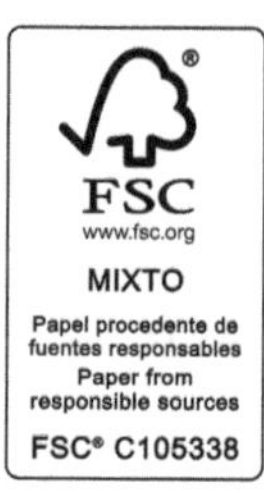

© Anand Gupta, 2020 – 2nd Edition

Impreso y editado por Books on Demand GmbH
info@bod.com.es - www.bod.com.es
Impreso en Alemania – Printed in Germany

ISBN: 978-8-4132-6658-9

Información General

Este documento y todo su contenido está protegido por la ley de derechos de autor. Todos los derechos reservados. La reimpresión o reproducción (o parte del mismo) en cualquier forma (impresión, fotocopias u otros métodos), así como el almacenamiento, proceso, duplicación y distribución por medios electrónicos en cualquier tipo de sistema, del documento completo o parte del mismo, sin autorización por escrito del autor está prohibida. Todos los derechos de la traducción están reservados.

El uso de este libro y la implementación de la información aquí presentada se hace bajo la responsabilidad del lector. El autor y quien lo publica están exentos de cualquier tipo de responsabilidad en caso de que se presenten accidentes o daños de cualquier tipo que se presenten por consejos incluidos en este libro.

Inhaltsverzeichnis

Introducción

"Eres lo que comes". Este dicho es verídico hasta la última letra y seguramente lo ha escuchado antes. Estas palabras no tienen validez solamente a nivel físico sino en un nivel psicológico. La obesidad es una enfermedad y por alguna razón, se está convirtiendo en un tabú social. Un cuerpo muy grande es un problema, no tanto por la apariencia, sino por todas las implicaciones a nuestra salud que este conlleva. Usted puede luchar contra la obesidad haciendo un esfuerzo mínimo si modifica lo que come.

Comer saludable no es una medida contra el problema de obesidad. Es un cambio en su estilo de vida y un paradigma que necesita, no solamente para perder peso, sino para mantenerse en su nuevo peso.

Ayurveda es una práctica medicinal antigua que enseña a la gente a mantener sus pies y a sí mismos más apegados a la tierra. La dieta ayurvédica se trata de comer alimentos producidos de una manera entera y fresca. Para obtener el verdadero beneficio de los vegetales y las frutas frescas, deben estar libres de todo pesticida y otros químicos dañinos que arruinan su contenido nutricional.

Este eBook es su guía para conocer los porqué y cómo de la dieta Ayurvédica. Yo le guiaré por los conceptos básicos, cómo le ayuda y cómo puede incorporarla a su actual estilo de vida. ¡Le diré cómo esos hábitos alimenticios que quiere tanto lo están matando lentamente! Lea este libro y sorpréndase de las poderosas ventajas de esta práctica antigua que logró hacer su camina en el mundo moderno a petición del público.

Capítulo 1:
La Dieta Ayurvédica – Asegurando los Conceptos Básicos

Ayurveda es algo que todos conocemos de una manera básica, si no es que por completo. Este antiguo sistema médico proveniente de India es un método rápido y seguro para mantenerse saludable. Esta dieta, a diferencia de otras, no sigue un complejo libro de reglas de cosas que se deben y no se deben hacer. Es directa, simple y personalizada para su tipo de cuerpo y eso la hace mucho más efectiva. Cuando la meta es un cuerpo saludable, el trabajo de adivinar es mejor dejarlo fuera. Lo mejor acerca de seguir la dieta ayurvédica es que los beneficios afectan también su bienestar emocional y mental. Enfocándose en la salud desde una perspectiva holística, le hace sentir más balanceado, feliz y en forma de una manera natural. Ayurveda es quizá una de esas prácticas milenarias que han desfalcado a las soluciones modernas en el sentido de ofrecer soluciones saludables longevas.

Para aplicar la dieta ayurvédica a su vida de una manera efectiva, primero necesitará entender el tipo de cuerpo que tiene definido a través de Ayurveda. Existen tres tipos de cuerpo o dosha – Vata, Pitta y Kapha. Cada uno de estos doshas posee características únicas. Y si bien, hay muchas maneras de definir el tipo de cuerpo, la más efectiva es acudir a un doctor que conozca Ayurveda.

Es común que la gente se sienta asociada a dos tipos de doshas por lo menos. Sin embargo, siempre habrá un dosha que domine. Aquí explicaré brevemente los tipos de cuerpo para que cuando usted visite a un profesional, sepa de lo que le están hablando.

El Kapha Dosha

Este dosha es atribuido al tipo de cuerpo más grande que es físicamente ancho en las caderas y los hombros, con buena condición y cabello grueso. Este tipo de cuerpo aprende de manera lenta, pero tiene una gran capacidad para memorizar. Son emocionalmente estables, confiables y muy confiables. Son aquellos que se ciñen a cualquier relación, actuando como ancla.

La gente que pertenece a esta categoría tienen un desbalance heredado en sus cuerpos que lleva a congestión nasal y una digestión pobre, lo cual subsecuentemente, lleva a la obesidad. Esta congestión sufrida pr los individuos kapha puede tratarse con suplementos de ajo o una dieta rica en ajo. También pueden estimular la circulación de la sangre a través de un masaje corporal seco. El masaje corporal seco, también conocido como aarshana, es una técnica especializada llevada a cabo con guantes de seda y también puede hacerse con una lufa. El masaje seco es la manera más natural de perder peso de agua y combatir la celulitis.

El metabolismo puede ser mejorado tomando suplementos herbales recomendados como el guggul, una planta cercana a la mirra. Además de tomar los suplementos, los individuos kapha deben ejercitarse regularmente para mantener sus cuerpos en un perfecto balance.

Las restricciones en una dieta para estas personas incluyen grasas, aceites, sales y dulces debido a su lenta digestión. Deberán comer muchos vegetales, comidas ricas en fibra y cocinar con muchas especias, así como consumir solamente comida fresca.

El Pitta Dosha

Estas son las personas con una complexión mediana, que ha sido bendecidos con una buena musculatura. Tienen una tendencia a sentirse tibios y a sufrir de la aparición de canas a una edad prematura, e incluso de calvicie prematura. También tienen una complexión roja natural y niveles de energía dignos de envidiar. Gracias a su complexión digestiva tan fuerte, estas personas pueden comer prácticamente lo que deseen. Estas personas son fuertes mentalmente, ambiciosas y muy enfocadas en sus metas. Emocionalmente, estas personas se dejan manejar por la pasión y no se conforman con nada menos que la perfección.

Este tipo de cuerpo, cuando se encuentra fuera de balance puede ser controlado por la ira excesiva, y sufrir de problemas de inflamación como alergias o dolores de cabeza y en ocasiones enfrentarse a problemas digestivos como reflujo, úlceras, etc. Debido a su naturaleza de trabajar en exceso, pueden sentirse exhaustos. Las personas Pitta puede tratar sus problemas de inflamación masajeando su cráneo y pies con aceite de coco antes de tomar una ducha. Para prevenir problemas digestivos, pueden tomar media taza de jugo de granada con Aloe Vera por las mañanas en ayunas. Para deshacerse de ese exceso de estrés causado por el trabajo, pueden comer una cucharada de mermelada de pétalo de rosas por sí sola, o con una pieza de pan.

La dieta para las personas Pitta siempre deberá evitar el café, alcohol, especias, vinagre, así como comidas con un alto contenido de ácido, como el tomate. Pueden comer tantos melones y frutas jugosas como deseen y consumir tantos vegetales frescos como quieran, como el pepino, la lechuga y el kale en sus dietas.

Este es el tipo más delgado de cuerpo y son aquellos con cuerpos delgados y estructuras huesudas. Batallan para ganar peso, son fríos y tienen piel seca, así como muy poca musculatura. Aprenden muy rápido pero tienen mala memoria. Son personas muy creativas y disfrutan el cambio. Emocionalmente, el tipo vata tiene mucho entusiasmo y puede ser ansioso rápidamente.

Cuando su balance corporal es pobre, los individuos Vata enfrentan una digestión pobre, constipación e hinchazón. Debido a que sus tractos nasales son secos, son más propensos a resfriarse durante el invierno. Se cansan fácilmente y a veces sufren de insomnio. Las personas con atributos Vata deben consumir Triphala, un suplemento herbal que beneficia altamente a los individuos en esta categoría. Pueden prevenir los resfriados causados por sus pasajes nasales, aspirando una o dos veces cada mañana y pueden combatir el insomnio siguiendo una rutina diaria estricta. Comer, dormir y despertar de una manera establecida puede brindar muchos beneficios a la salud de estas personas. Antes de dormir, pueden beber un vaso de leche tibia.

Las recomendaciones dietéticas para este tipo de personas incluyen el evadir las bebidas carbonatadas, comidas secas y vegetales fríos. Deberán comer comidas bien cocinadas que tengan una consistencia de sopa. También pueden comer cereales cocinados, nueces y leche caliente. También deberán consumir mantequilla para combatir la sequedad desde el interior.

Ahora, deberá estar convencido de que cada tipo tiene requisitos dietéticos específicos debido a su formación natural. La única manera de beneficiarnos de los alimentos es comiendo lo que el cuerpo necesite o requiera. Una vez que haya definido su tipo de cuerpo, el siguiente paso es determinar como comenzar. ¡Lo que nos lleva a nuestra siguiente sección!

Capítulo 2:
La Senda de Mil Millas – Cómo Comenzar

Ayurveda es una práctica de 5,000 años de antigüedad, probada, utilizada y aclamada por el sistema médico hindú que está ganando renombre en occidente debido a los estándares pobres de alimentación. Sin embargo, debido a la falta de conocimiento adecuado, algunas personas la siguen como moda y se decepcionan cuando no obtienen los resultados esperados.

Aunque ya lo mencioné previamente, me gustaría reiterar que la dieta ayurvédica no es un culto, sino alguien que se disciplina completamente. Es el proceso de una vida entera y debe continuar cada día de su vida. El sistema holístico de bienestar es dirigido no solamente hacia vivir bien, sino hacia sentirse bien. Para poder ser uno consigo mismo, usted necesita unirse con su ambiente primeramente y de eso es de lo que trata la dieta ayurvédica.

De acuerdo a esta dieta, lo más importante es restaurar el balance en su vida a través de su alimentación y luego lo demás. Las dietas milagro, que son tan populares en occidente, hacen tanto daño que pueden tener implicaciones de por vida, si se hacen mal.

La dieta ayurvédica no le dice que debe sentir hambre o morir de inanición. De hecho, le dice que coma y coma bien para que su cuerpo pueda enfrentarse a los desafíos que enfrenta a diario.

¿Se pregunta como empezar con su aventura de la dieta ayurvédica? Dé estos pasos, que aunque pequeños, son importantes. Uno por uno.

Limpie su alacena y haga espacio para la comida fresca

¿Es común para usted apresurarse durante el día y comprar comida en un abrir y cerrar de ojos? Si este es el caso, entonces es probable que su alacena esté llena de comida congelada, comida rápida, frita o fermentada. Para empezar una dieta ayurvédica, el primer paso es eliminar estos elementos de su alacena y reemplazarlos con alimentos que puedan ser cocinados de manera fresca usando ingredientes orgánicos.

Coma con paciencia

Cuando esté comiendo, intente disfrutar sus alimentos para que lo dejen más satisfechos y se sienta lleno. Apresurarse al comer solamente lo deja insatisfecho incluso cuando ya no tiene más hambre. La comida es una parte importante de su salud que es urgente que la haga su prioridad número uno en su ocupada agenda. Los descansos no son la mejor manera de disfrutar la comida, pero sí suelen darle energía para ser productivo a la brevedad. Coma con más conciencia y con menos distracciones. También es importante comer lo que su cuerpo le está requiriendo. Si sufre de obesidad, entonces lo último que quiere es llenar a su cuerpo de grasas, pero además no querrá perder la energía para realizar sus actividades diarias. Entonces, deberá convertirse en lo que come. Saludable y balanceado.

Conozca lo que le beneficia más

Entender los principios de los "Gunas" le ayudará a relacionar la comida con su tipo de cuerpo con más facilidad. Para obtener el mayor beneficio, es mejor conocer que alimentos son sus mejores aliados para lograr esto.

- Los alimentos "Sattvic" son orgánicos, fáciles de digerir, y comidas integrales que estimulan al cuerpo y ayudan a la mente a enfocarse. Estos deberían consumirse al máximo.

- Los alimentos "Rajasic" son el chile, el alcohol, la carne, el huevo, y alimentos enlatados o congelados. Estas comidas incrementan su condición y se requieren para lograr realizar sus actividades diarias, pero deberán ser consumidos con moderación.

- Los alimentos "Tamasic" son aquellos que quedan de la noche anterior, o los hongos, cebollas y comidas congeladas o fermentadas. Requieren de mucha energía para digerirlos y nos hacen sentir letárgicos. No son particularmente malos, pero como los consumimos mucho en estos días, debemos cuidar su ingesta.

Comprenda y conozca su cuerpo

Un consejo profesional de un practicante de Aryuveda en este momento sería una gran idea para aprender de los desbalances de su cuerpo. Si no cuenta con un médico de confianza, entonces estudie con cuidado los procesos de su cuerpo para aprender tanto como sea posible.

Haga una prueba Dosha

También podrá realizar un exámen usted mismo para determinar cuál dosha predomina en su caso. Esto le ayudará a construir una estrategia alimenticia de una manera más efectiva una vez que conozca lo que su cuerpo necesita. Esta es una práctica interesante y al encontrar las piezas faltantes en cuanto a lo que su cuerpo requiere se refiere, el cambio en su estilo de vida se hará con mínimo esfuerzo.

Comience a detallar su dieta

Para este punto habrá alcanzado el nivel en el tiene un amplio conocimiento de su cuerpo y ayurveda en general. Si se siente energético y emocionado para comenzar este desafío que se encuentra frente a sus ojos, puede comenzar a detallar sus comida, de acuerdo con el conocimiento que tiene hasta ahora. Esto significa que ya puede comenzar a llenar su alacena con alimentos que se alineen con sus doshas y que sea buenos para su tipo de cuerpo. Puede incluir todos esos alimentos que son especialmente buenos para usted.

Tome su tiempo

No se vuelva loco con su dieta y pierda el ánimo en un par de días. Deje que sea un proceso lento y gradual que incorporará eventualmente a su estilo de vida. Ayurveda no se trata de ser el mejor en anda, ya sea en una dieta o en un estilo de vida. Se trata de encontrar armonía en su ambiente. En vez de llenar sus cajones de comida buena y mala, elimine progresivamente de su alimentación diaria y déjelos fuera permanentemente.

Cuando estamos a dieta, especialmente para perder peso, la presión de los resultados es tan intensa que a menudo nos enfocamos en los detalles pequeños y perdemos la meta real. La meta real de la dieta ayurvédica es comer de una manera integral y natural, y la consecuencia de esto naturalmente será la perdida de peso que se mantenga sin quitarle la vida en el proceso.

Capítulo 3:
Algunas Reglas del Juego

El conocimiento, hoy en día, está tan disponible que uno se siente abrumado por tantos detalles y reglas. Pero, lo que yo le brindo es un set de principios básicos para mejorar su digestión que se alinean muy de cerca con la dieta ayurvédica. Siga estas 9 reglas al pie de la letra para encontrar la manera efectiva de la dieta ayurvédica.

1. Coma cuando tenga hambre

El mejor momento para comer es cuando sienta hambre y la última comida haya sido completamente digerida. Cuando tenga hambre real – eso quiere decir, cuando la última comida haya sido digerido. Algunas veces la deshidratación se confunde con el hambre y para evitarlo tome uno o dos vasos de agua. Si eso calma su hambre, ¡ahí está su respuesta!

2. Coma paciente y cómodamente

No se apresure para comer. Mejor, siéntese y evite distracciones como la televisión, libros, teléfonos, etc. Concéntrese en la comida que come y disfrute cada bocado.

3. No coma solo por comer

Cada uno de nosotros es diferente, en el sentido de que necesita un tamaño de porción, tiene un tamaño de estómago y un metabolismo diferente. Es por eso que solo deberíamos comer hasta el punto en que estemos satisfechos. Escuche a su cuerpo y comprenda las señales que le avisan que su estómago está lleno.

4. Coma comidas recién cocinadas

Evite comer algo directamente del refrigerados si quiere mantenerlo en su sistema digestivo. Las comidas recién hechas hacen maravillas por su metabolismo y le ayuda en la digestión de la comida.

5. No coma comidas secas

Las comidas jugosas o con poco aceite son necesarias para su cuerpo ya que muchos nutrientes se encuentran solamente ahí. No serán absorbidos por su cuerpo su solo come comida seca. Puede comer aceitas saludables como el de oliva o el de coco que son ricos en grasa buena y saludables para su cuerpo.

6. Tenga cuidado en cómo combina su comida

¿Sabía que algunas de sus combinaciones favoritas de comida lo están enfermando? Los alimentos necesitan combinarse de manera cuidadosa para que hagan el bien que deben hacer. Las combinaciones malas de comida pueden lastimar su estómago y darle complicaciones mayores después. Algunas combinaciones comunes que debe evitar en la dieta ayurvédica son la de leche con plátano, fruta y yogurt y aderezo de limón con pepino y ensalada de tomate, etc.

7. Coma con conciencia

Aprecie la comida que come y haga que sus 5 sentidos le pongan atención. Una vez que se comprometa por completo con su comida, se dará cuenta de lo satisfactoria que puede ser cada comida.

8. Coma lentamente

Masticar es el primer paso para digerir su comida. Coma despacio, moliendo cada trozo de comida y disfrutándolo.

9. Coma a la misma hora cada día

La naturaleza funciona mucho mejor cuando su cuerpo sigue una rutina. Así que coma cada día a la misma hora por su propio bien.

La Importancia de los Seis Sabores en la Dieta Ayurvédica

Lo mejor de seguir una dieta ayurvédica es que esta reconoce la importancia del sabor de los alimentos, lo que ayuda a mantenerse a dieta. Usa el sabor para su ventaja y le da los resultados que tanto desea.

Existen seis sabores que nuestro cuerpo necesita para hacernos sentir satisfechos al final de nuestras comidas. Estos seis sabores son:

Dulce – azúcar, miel, arroz, pasta, leche, etc.

Salado – sal, cualquier alimento salado

Agrio – limones, queso, yogurt, vinagre, etc.

Amargo – hojas verdes, lechuga, etc.

Picante – chile, pimientos, jengibre, cualquier especia picante

Astringente – frijol, granada, lentejas, etc.

Las necesidades son el resultado de que uno de estos seis sabores no fue satisfecho. No sea una de esas personas que evade el sabor amargo y astringente de su alimentación. ¿Sabía que comer algo astringente o amargo después de una comida reduce su necesidad por el dulce?

Añadirle todos estos sabores a su dieta ayurvédica puede mejorar su salud de manera significativa y además ayudarle a incorporar la manera ayurvédica en su estilo de vida.

Cada sabor está compuesto de dos elementos, como – el sabor dulce está hecho de tierra y agua, el agrio es fuego y agua, el salado es tierra y fuego y el picante es fuego y aire. Estos elementos son ricos en sus respectivos atributos o gunnas que pueden influenciar en gran manera sus condiciones mentales y físicas.

Estos sabores, utilizados en la dieta ayurvédica, que sigue un enfoque médico-científico promueven el bienestar holístico y la buena salud.

Aquí enlisto todos los sabores en e orden de digestión. Cuando haya leído esto, ¡le aseguro que no querrá volver a comer postre después de sus comidas!

Dulce

El sabor dulce está hecho de los elementos de agua y tierra y está asociado con las cualidades kapha. Su naturaleza es fría y pesada, pero también muy nutritivo. De hecho, es el más nutritivos de todos los sabores. La comida dulce nutre nuestro tejido y nuestro plasma sanguíneo y nos hace cultivar el contacto con nuestro cuerpo para mantenernos apegados a la tierra y disfrutar más la vida. También se dice que la comida dulce mejora la fertilidad, pero un exceso de comida dulce puede hacer al cuerpo sentirse letárgico. La comida dulce incluye cereales, calabazas y dátiles.

Amargo

Este sabor está compuesto de agua y fuego. La comida con sabor amargo debe ser consumida con moderación ya que consumirla en exceso puede causar efectos en el cuerpo. Por ejemplo, un sabor muy amargo puede resultar en infecciones y en hacerle sentir agresivo. Sin embargo, al consumir las cantidades adecuadas, despierta la mente y alerta a los pensamientos y a las emociones para que sean más claros. También es una buena forma de mejorar la digestión, pero el exceso puede debilitar la fertilidad del cuerpo. Algunas comidas amargas incluyen el limón, tamarindo, vino, etc.

Salado

El sabor salado está hecho de tierra y fuego. Este sabor solo se encuentra en los minerales y no en las plantas. Un sabor salado adecuado puede solidificar el cuerpo y añadir sabor a las comidas. Todo sabe mejor con una pizca de sal y ayuda a digerir de manera más sencilla. Sin embargo, excederse puede ser muy dañino.

Algunos ejemplos de comidas saladas son la sal del Himalaya, sal de mar y sal de mesa, etc.

Picante

Este sabor consiste de elementos de fuego y aire. Los alimentos picantes estimulan la digestión. También es muy bueno para ayudarnos a despejar nuestra cabeza y nos ayuda a comprender asuntos complicados de una manera más sencilla. Por otra parte, mucha comida picante puede causarnos infecciones y hemorragias. Las comidas picantes incluyen las especias, la pimienta y el jengibre.

Agrio

El sabor amago se compone de éter y aire. Este tipo de alimento es especialmente adecuado para las personas con un tipo de cuerpo Kapha y ayuda a incrementar la fuerza. Debido a sus propiedades, las comidas con sabor agrio purifican y remueven deshechos en nuestro cuerpo. Las comidas agrias purifican especialmente nuestra mente. Quitan de la mente las emociones permanentes y las obsesiones. Sin embargo, el exceso puede causar mal humor. Algunos ejemplos de comidas agrias con el té y los vegetales.

Astringente

Este sabor está hecho de aire y tierra. Todas esas personas que están categorizadas en el tipo de cuerpo kapha pueden beneficiarse de este sabor. La comida astringente es ideal para combatir la debilidad. El sabor también es bueno para purificar y fortalecer su cerebro. Esta comida es especialmente útil para crear el balance que le falta al cuerpo regularmente. Sin embargo, un exceso causa el nihilismo. Los vegetales verdes son un buen ejemplo de alimentos astringentes.

El conocimiento acerca de estos sabores es muy útil cuando sus doshas no están balanceados. Cuando se comen en una proporción adecuada, pueden hacer maravillas para recuperar el balance perdido. Si su cuerpo está en un estado saludable, puede incluir estos en su dieta e involucrar a los elementos de la naturaleza en su alimentación.

Capítulo 4: Consejos para perder peso con la Dieta Ayurvédica

Lamentablemente, vivimos en una sociedad que estigmatiza a aquellos con cuerpos grandes, no por razones de salud, sino porque no cumplen los estándares de belleza de esta sociedad. Este tipo de mentalidad está dificultando que las personas se enfoquen en lo necesario y los hace sentir estresados. ¿Sabía que el estrés es una de las razones más importantes para la ganancia de peso?

La dieta ayurvédica viene al rescate, pero, ¿con qué propósito? ¡Es importante que las personas comprendan que esta práctica milenaria puede incorporarse de por vida y no solamente hasta que consiga ese cuerpo que quiere para el verano!

Aquí puede ver cómo es posible incluir la alimentación Ayurvédica en su plan alimenticio.

Los Qué, Cuándo y Cómo de la alimentación Ayurvédica

Los tres aspectos más importantes de la dieta ayurvédica se basan en qué, cuándo y cómo coma. Examinemos estos aspectos de manera individual.

¿Qué comer?

Los mejores alimentos para comer son aquellos que se cosechan en la temporada en que crecen. La naturaleza es muy comprensiva de lo que su cuerpo necesita. Por ejemplo, debe tener una dieta alta en grasas durante el invierno para mantenerse tibio y activo mientras reduce alimentos como las coles, bayas, vegetales de raíz durante la primavera para tratar las alergias de la temporada. Ya que todos estos alimentos queman grasa y toxinas, son ideales para la primavera.

Para el verano, como los meses son cálidos, la naturaleza cosecha frutas frescas que nos ayudan a mantenernos hidratados.

Para ponerlo de una manera más sencilla, no existe tal cosa como un alimento malo. Cuando está alimentándose de manera ayurvédica, necesita enfocarse en los alimentos que debería comer más durante sus respectivas temporadas.

¿Cuándo comer?

Si usted aprendió que se debe comer seis veces por día, olvídelo ahora mismo. Una dieta de seis comidas no es una manera de vivir, sino un tratamiento para aquellos con niveles bajos de azúcar en la sangre. Lo correcto es no permitir que sus niveles de azúcar bajen hasta que sea peligroso.

Para comenzar un proceso saludable de pérdida de peso, comience a comer comidas en forma sin ningún tipo de merienda entre ellas. Esto le enseñará a su cuerpo a mantener el nivel de azúcar en la sangre de una comida a otra. Mientras tanto, su cuerpo quemará grasa para usarla como combustible entre comidas. Sin embargo, si merienda a cada momento, su cuerpo no sentirá la necesidad de quemar la grasa almacenada.

El mejor momento para comer su comida más grande es durante la primera parte del día, entre las 10 AM y las 2 PM, puesto que la digestión es mejor durante estas horas. Al apegarse a esta rutina, su cuerpo será capaz de deshacerse de esa necesidad por azúcar que da a mediodía, en un par de semanas.

¿Cómo comer?

Coma cada comida sentado cómodamente y elimine las distracciones. Disfrute su comida bien preparada en un escenario social relajado. Esto es importante para crear armonía entre la mente y el cuerpo al alimentarse. Su digestión funciona mejor cuando está relajado. Y, el resultado es que su mente se nutre tanto como su cuerpo y puede experimentar los beneficios completos de una alimentación balanceada.

La dieta Ayurvédica es una gran manera de perder peso de una manera saludable que no solamente cura la obesidad pero también promueve un hábito de salud perpetuo. Ayurveda fue desarrollado hace miles de años en India y es considerada una extensión del Yoga. La característica que las une es que ambas técnicas se enfocan en restaurar el balance de la mente, el cuerpo y el alma, cultivando hábitos saludables y siguiendo las pautas que están en sintonía con los ritmos de la naturaleza así como las estaciones.

Usted puede comenzar a seguir estos consejos que le ayudarán a perder peso de manera orgánica y guiarlo a una vida de pérdida de peso saludable y holística sin usar nada que no provenga de la misma naturaleza.

1. La mejor manera de estimular su intestino en la mañana es beber un vaso grande de agua tibia con limón apenas se levante. Bébalo en ayunas y comience su día de manera fresca.

2. Ejercítese de 45-60 minutos como mínimo cada día. Lo suficiente para sudar. Si sigue esta práctica cada día temprano por la mañana, perderá peso fácilmente, sin

necesidad de quebrarse la cabeza. Elija una forma de ejercicio que pueda realizar cada día por el resto de su vida y practíquela de manera religiosa.

3. Practique yoga/meditación de 10-15 minutos por día para que su mente y cuerpo puedan sentirse relajados y enfrentar los desafíos que renovado fervor. Esta es la mejor manera de aliviar el estrés y permanecer enfocado en las actividades importantes de su día. El estrés es una de las causas principales para la ganancia de peso, pero puede ser derrotada solamente relajando la mente con yoga y técnicas de meditación.

4. Coma tres comidas completas y evite merendar entre comidas. Su cuerpo olvida que debe quemar grasa cuando se le alimenta constantemente. Comience con una comida moderada en la mañana entre las 7.30-9.00 AM. Su comida más pesada deberá ser entre la hora de la comida de 12.00-2.00 PM y la más pequeña deberá ser a la hora de la cena, entre las 5.30 PM y las 8.00 PM.

5. Relacione sus hábitos alimenticios con la temporada y la hora del día. Los veranos son largos y cálidos, y en esa temporada, las frutas y los vegetales son naturalmente ricos en carbohidratos y mantienen el cuerpo fresco y activo. Sin embargo, en los meses de invierno, lo que verá son muchos vegetales de raíz, nueces, frutas y semillas, queso y comidas pesadas o granos almacenados, etc. Todos estos alimentas son tibios para mantener nuestra temperatura en el frío invierno. Cuando la temporada es húmeda en la primavera, la naturaleza hace crecer muchos vegetales de hojas verdes y bayas así como brotes para limpiar nuestro cuerpo de la pesada alimentación durante el invierno. Cuando comemos de manera saludable y por temporada, nuestros cuerpos se nutren de los nutrientes necesarios.

6. No se olvide de añadir los seis sabores de la alimentación Ayurveda a su dieta – dulce, amargo, agrio, salado, picante y astringente. Todos estos elementos de sabor trabajan

juntos y en armonía para restaurar el balance de nuestro cuerpo desde el interior. Ya que consumimos mucho dulce, salado y amargo hoy en día, se han convertido en una manera de ganar peso. Sin embargo, otros alimentos como los vegetales de hoja agrios, o los pimientos de sabor picante y las semillas astringentes pueden ayudar a combatir los efectos negativos del exceso de sabores salados, dulces o amargos.

7. Después de cada comida, es mejor moverse un poco. Cuando camina después de la cena, eso hace maravillas por su digestión. Haga lo mismo después de la comida y camine por lo menos 10-20 minutos a un ritmo moderado. Puede mejorar su digestión aún más si se recuesta sobre su lado izquierdo después de caminar por 10 minutos.

8. Puede crear un balance hormonal importante en su cuerpo si puede lograr dormir al anochecer y despertarse al amanecer cada mañana. Involucrarse en su ritmo circadiano es lo mejor que puede hacer por su cuerpo, en cuanto a balance se

requiere. Hace muchos años, nuestros ancestros no tenían nada que los mantuviera despiertos durante la noche así que su ritmo era más lento de manera gradual mientras bajaba el sol. Sin embargo, hoy en día, las brillantes pantallas de nuestros teléfonos o computadoras mantienen despierto nuestro cerebro y nos desproveen de una noche de sueño. Dormir por un mínimo de 7 horas y un máximo de 9 cada día, ayuda a nuestros cuerpos a comenzar de nuevo para el día siguiente. Esto también mantiene saludables los niveles de cortisol, que causan una ganancia en el peso.

Estos consejos están orientados hacia la perdida de peso natural y tienen un impacto profundo en nuestras vidas. Seguir estos pasos a la par de una dieta ayurvédica balanceada resultará en una pérdida de peso de alto impacto y sin estrés. Usted puede dar un paso a la vez o implementar este plan por completo a su rutina. El truco es mantenerse tan cerca de la naturaleza como sea posible si quiere perder peso y no su cordura.

Conclusión

La dieta ayurvédica se trata de comer y comer bien. Subir de peso no se trata de cuánto se coma, sino de qué se coma. Este exactamente es el problema que la dieta ayurvédica intenta combatir a través de sus principios básicos.

A través de este eBook he tratado de construir una relación entre la naturaleza y la alimentación basado en los principios de Ayurveda que no solamente ayuda a perder peso de manera saludable, sino que se enfoca en el bienestar holístico.

He utilizado consejos y conocimiento básico para educarle sobre esta forma de dieta para que pueda tomar una decisión informada equipado con toda la información clave que forma las bases de la dieta Ayurvédica.